Sandip Sen

ANÁLISE FARMACÊUTICA PRÁTICA

Sandip Sen

ANÁLISE FARMACÊUTICA PRÁTICA

PARA B.PHARMA (de acordo com o programa PCI)

ScienciaScripts

Imprint

Cover image: www.ingimage.com

This book is a translation from the original published under ISBN 978-620-7-80906-6.

Publisher:
Sciencia Scripts
is a trademark of
Dodo Books Indian Ocean Ltd. and OmniScriptum S.R.L publishing group

120 High Road, East Finchley, London, N2 9ED, United Kingdom
Str. Armeneasca 28/1, office 1, Chisinau MD-2012, Republic of Moldova, Europe
Printed at: see last page
ISBN: 978-620-8-03241-8

RECONHECIMENTO

São inúmeras as pessoas a quem gostaria de agradecer a ajuda prestada durante a preparação do livro, sem a sua ajuda talvez não conseguisse concluir este livro. Gostaria de reconhecer e agradecer àqueles que tiveram o maior impacto no sucesso deste livro.

Antes de mais, gostaria de agradecer a Deus e aos meus pais pelas inúmeras bênçãos que me permitiram realizar este livro. Quero agradecer à minha mulher pela sua inspiração contínua, todos os dias, com a sua incrível atenção.

Gostaria também de agradecer sinceramente ao Dr. Sahik Harun Rasheed, Diretor da Escola de Farmácia, Guru Nanak Institutions Technical Campus, pelo seu apoio e inspiração contínuos, sem os quais não conseguiria concluir o meu livro num horário académico muito preenchido. Gostaria também de expressar os meus agradecimentos ao Dr. Shaik Harun Rashid, Professor e Diretor do Departamento de Farmácia, pela partilha dos seus conhecimentos e experiência durante a preparação do livro.

A cooperação da Lambert Publication é muito apreciada na publicação deste livro. Os meus sinceros agradecimentos pela publicação deste livro em benefício da comunidade estudantil, para obter uma exposição fácil e fiável ao tema Análise Farmacêutica Prática.

Dr. Sandip Sen

ÍNDICE

INSTRUÇÕES DE LABORATÓRIO PARA O ALUNO

Segurança no laboratório - A auto-segurança é o fator mais importante quando se trabalha no laboratório de química. Os estudantes devem adotar uma boa prática nos laboratórios para evitar acidentes. As boas práticas nos laboratórios consistem em trabalhar cuidadosamente, com toda a concentração, de forma organizada e sem pressa. As práticas descritas nos pontos seguintes servirão de orientação a todos os estudantes para uma aprendizagem bem sucedida e segura.

1. Nunca trabalhar sozinho no laboratório
2. Usar óculos de proteção, bata de laboratório de algodão (avental) e calçado durante o trabalho no laboratório.
3. As raparigas devem usar um elástico para manter o cabelo apertado e evitar que os cabelos caiam sobre o rosto.
4. Todos os produtos químicos no laboratório são perigosos e tóxicos de uma forma ou de outra, pelo que devem ser manuseados com muito cuidado.
5. A maior parte dos solventes orgânicos são inflamáveis e, por isso, nunca os aqueça diretamente em chama aberta e também nunca abra a tampa dessas garrafas quando os queimadores estiverem ligados, pois os vapores podem incendiar-se.
6. Antes de acender o queimador, verificar sempre se há fuga de gás nos queimadores e no respetivo tubo de borracha.
7. Antes da utilização, verifique também se o aparelho de vidro apresenta fissuras ou danos.
8. Nunca devolva os produtos químicos ou reagentes não utilizados para os frascos de reserva.
9. Utilizar sempre os conta-gotas, espátulas ou pipetas limpos para transferir os reagentes ou produtos químicos.

10. Não pipetar produtos químicos nocivos ou evaporáveis com a boca. Utilizar um bolbo de borracha para a pipeta.
11. Nunca provar produtos químicos, pois podem causar toxicidade.
12. Não aquecer o conteúdo do tubo de ensaio com a boca virada para si ou para outros, uma vez que isso pode causar danos devido ao derrame de produtos químicos quentes.
13. Não desperdiçar a água; fechar as torneiras quando não estiverem a ser utilizadas.
14. Desligar os queimadores sempre que não houver nada para aquecer.
15. Nunca deitar os papéis de filtro, os palitos de fósforo usados, os vidros partidos no lava-loiça.
16. Manusear produtos químicos perigosos no cubículo de fumos.
17. Siga rigorosamente todas as instruções dadas pelo seu professor.
18. Em caso de acidente, informe imediatamente o seu professor.

CONHECER O SEU MATERIAL DE VIDRO E HARDWARE NO LABORATÓRIO

Nome
Utilização

- Frascos, tamanhos variados Para amostras
- Copos, tamanhos variados Recipientes
- Frascos Para conter reagentes ou amostras
- Frascos Erlenmeyer, tamanhos variados Recipientes para cristalização
- Frascos para filtros de vácuo, tamanhos variados Recipientes para filtrações em vácuo
- dessecadores de vidro São utilizados para secar materiais ou manter materiais secos
- Balões volumétricos Destinam-se a medir um volume específico de fluido.
- Buretas São utilizadas para dispersar quantidades exactas de líquido Reagentes.
- Pipetas de vidro São utilizadas para transferir quantidades exactas de fluidos.
- Cilindros graduados Recipientes para medir o volume de líquidos
- Frascos de amostras Entrega das amostras
- Frascos de boca estreita Entrega de amostras
- Frascos de boca larga Entrega de amostras
- Funis de haste estreita Filtragem de líquidos por gravidade

- Funil para pós Adição de sólidos a frascos, filtragem por gravidade a quente

Soluções

- Funis de porcelana Filtração sob vácuo de soluções frias contendo

Sólidos

- Tubo de secagem Evitar a acumulação de humidade
- Espátula de aço inoxidável Manuseamento de pequenas quantidades de sólidos
- Vidros de relógio Para testes pontuais, evaporar pequenas quantidades de

Líquidos, coberturas

- Tubos de ensaio Para testes
- Condensadores São utilizados para arrefecer líquidos ou vapores quentes.
- Retortas de vidro São utilizadas para a destilação.
- Adaptador de termómetro em teflon Para utilização na fixação do termómetro a

Cabeça de destilação

- Termómetro -10-260 °c Medição da temperatura
- Frasco de lavagem em polietileno Objetivo da lavagem
- Filtro de vácuo Para fixar os funis de porcelana aos frascos de filtração
- Varetas de agitação Agitar soluções e riscar recipientes de vidro

durante a cristalização

- Pipetas descartáveis Para dispensar pequenos volumes de líquidos
- Bolbos de pipeta Para dispensar pequenos volumes de líquidos
- Toalha Para limpar e secar
- Esponja Para limpar
- Escova para tubos de ensaio Para limpeza
- Par de luvas descartáveis Para o manuseamento de substâncias tóxicas e corrosivas

Hardwares

- Pinças de dois e três pinos, tamanhos variados
- Suportes de fixação
- Grampos de parafuso
- Tubos de borracha flexíveis, comprimentos variados
- Tubos de vácuo, comprimentos variados
- Anéis de cortiça, tamanhos variados
- Suporte para tubos de ensaio
- Pinça para tubos de ensaio
- Gaze de arame
- Pinças de cadinho
- Anéis de ferro, tamanhos variados
- Par de pinças
- Suporte para tripé

TESTE DE LIMITE

Definição

Limite = valor ou quantidade que é suscetível de estar presente numa substância

Testar = examinar ou investigar

Impurezas = matéria estranha presente num composto

Todas as substâncias farmacêuticas contêm algumas impurezas que variam em proporção. A Farmacopeia Indiana (IP) fixou um limite para estas impurezas. Para verificar o limite, são efectuados alguns testes oficiais, conhecidos como testes de limite.

O ensaio de limite é definido como um ensaio quantitativo ou semi-quantitativo concebido para identificar e controlar pequenas quantidades de impurezas susceptíveis de estarem presentes na substância. Em suma, o ensaio limite não é mais do que identificar as impurezas presentes na substância e compará-las com o padrão.

Importância dos ensaios de limites:

1. Para descobrir a quantidade nociva de impurezas
2. Determinar a quantidade evitável/inevitável de impurezas.
3. Os ensaios de limite envolvem a comparação da opalescência, turbidez ou cor com o padrão.

ENSAIO DE LIMITE PARA O SULFATO

Objetivo: Efetuar o ensaio de limite de sulfato numa determinada amostra, de acordo com a farmacopeia indiana, e elaborar um relatório sobre a sua norma.

Aparelhos necessários: Cilindro de Nessler, bastão de vidro, proveta, pipeta, conta-gotas, rolha de borracha .

Produtos químicos necessários: Reagente de sulfato de bário: - A solução de cloreto de bário 0,05 M é preparada dissolvendo 12 g de cloreto de bário em 1000 ml de água. Aos 15 ml da solução acima referida juntam-se 55 ml de água, 20 ml de álcool e 5 ml de solução de sulfato de potássio a 0,0181% p/v e o volume final é completado para 100 ml.

Preparação da solução-padrão etanólica de sulfato (10 PPM, SO_4^{-2}): Diluir 1 volume de uma solução a 0,1089% p/v de sulfato de potássio em etanol (30%) para 100 volumes com etanol (30%).

Preparação da solução-padrão de sulfato (10 PPM SO_4^{-2}): - Diluir 1 volume de uma solução a 0,1089 % p/v de sulfato de potássio em água destilada para 100 volumes com água destilada

Princípio:

O ensaio de limite de sulfato baseia-se na reação entre o cloreto de bário e os sulfatos solúveis em presença de ácido clorídrico diluído. Em seguida, a turvação produzida é comparada com a turvação padrão.

$$SO_4^{-2} + BaCl_2 \rightarrow BaCl_2 + 2Cl$$

O reagente de sulfato de bário contém cloreto de bário, álcool isento de sulfato, sulfato de potássio em água.

O sulfato de potássio é utilizado para aumentar a sensibilidade do teste. Reage com o cloreto de bário e forma sulfato de bário em pequena quantidade, que actuará como agente de sementeira. A concentração iónica foi ajustada de tal forma que o produto de solubilidade do sulfato de bário é excedido e uma quantidade muito pequena de sulfato de bário actua como agente de sementeira para a precipitação do sulfato de bário. O álcool tem por objetivo evitar a supersaturação, produzindo assim uma turvação uniforme. O ácido clorídrico ajuda a tornar a solução ácida e o precipitado de sulfato de bário formado é insolúvel, o que provoca turvação.

Procedimento

Padrão

Pipetar 1 ml de solução padrão de sulfato para o cilindro de Nessler marcado como padrão Adicionar 2 ml de ácido nítrico diluído Adicionar 2 ml de ácido nítrico diluído, diluir a 45 ml com água destilada, Adicionar 5 ml de reagente de sulfato de bário Agitar imediatamente com uma vareta de vidro e deixar repousar durante cinco minutos Observar sob fundo preto comparar a turvação produzida na solução de ensaio com a solução turva padrão.

Teste

Dissolver a quantidade especificada da amostra dada em água destilada no cilindro de Nessler marcado como teste2 ml de ácido nítrico diluído Adicionar 2 ml de ácido nítrico diluído, diluir a 45 ml com água destilada, Adicionar 5 ml de reagente de sulfato de bário Agitar imediatamente com uma vareta de vidro e deixar repousar durante cinco minutos Observar sob fundo preto comparar a turvação produzida na solução de teste com a solução turva padrão.

Observação: A turvação produzida na solução de ensaio é inferior à da solução padrão. - Inferência: A substância em causa passa o teste limite para o sulfato, de acordo com a farmacopeia indiana, quando comparado com o de uma substância padrão.

ENSAIO LIMITE DE CLORETOS

Objetivo: Efetuar o ensaio de limite de sulfato numa determinada amostra, de acordo com a farmacopeia indiana, e elaborar um relatório sobre a sua norma.

Aparelhos necessários: Cilindro de Nessler, bastão de vidro-2, proveta, pipeta, conta-gotas, rolha de borracha

Produtos químicos necessários: Ácido nítrico diluído: Dissolver 106 ml de ácido nítrico concentrado em 1000 ml de água. Solução de nitrato de prata a 5 % p/v: Dissolver 5 g de nitrato de prata em 100 ml de água destilada. Solução padrão de cloreto de sódio: 0,05845% Dissolver 0,05845 g de cloreto de sódio em 100 ml de água destilada.

Princípio:

O ensaio de limite de cloreto baseia-se na reação de cloreto solúvel com nitrato de prata na presença de ácido nítrico diluído para formar cloreto de prata, que aparece como partículas sólidas (Opalescência) na solução.

$$Cl^- + AgNO_3 \xrightarrow{\text{dil } HNO_3} AgCl + No3$$

Procedimento:

Amostra de teste

Dissolve-se um peso específico do composto em água ou prepara-se uma solução como indicado na farmacopeia e transfere-se para uma proveta de Nesselers. Deixar em repouso durante 5 minutos e observar a opalescência/turbidez.

Padrão

Colocar 1 ml de uma solução de cloreto de sódio a 0,05845 % W/V numa proveta de Nessler

Adicionar 1 ml de ácido nítrico Diluir para 50 ml num cilindro de Nessler

Adicionar 1 ml de solução de AgNO3 e deixar em repouso durante 5 minutos. Observar a opalescência/turbidez.

Observação:

A opalescência produzida na solução de amostra não deve ser superior à do padrão

solução. Se a opalescência da solução de amostra for inferior à da solução-padrão, a amostra passará o ensaio limite de cloreto e vice-versa.

Razões:

O ácido nítrico é adicionado no ensaio de limite de cloreto para tornar a solução ácida e ajuda a precipitar o cloreto de prata para tornar a solução turva no final do processo

ENSAIO LIMITE PARA O FERRO

Objetivo: Efetuar o ensaio de limite de sulfato numa determinada amostra, de acordo com a farmacopeia indiana, e elaborar um relatório sobre a sua norma.

Aparelhos necessários: Cilindro de Nessler, bastão de vidro-2, proveta, pipeta, conta-gotas, rolha de borracha

Produtos químicos necessários: Solução de ácido cítrico a 20 % (p/v) isenta de ferro: 20 g de ácido cítrico em 100 ml de água, Amoníaco: 10 % (p/v) de amoníaco em água.

Solução padrão de ferro: pesar com precisão 0,1728 g de sulfato férrico de amónio e dissolvê-lo em 10 ml de ácido sulfúrico 0,1N e completar o volume com água até 1000 ml. (1 ml = 0,02 mg de Fe)

Princípio

O teste depende da reação entre o ferro ferroso e o ácido tioglicólico na presença de amoníaco. Quando se produz uma cor rosa pálido a púrpura avermelhada profunda. O ferro férrico é reduzido a ferro ferroso pelo ácido tioglicólico e o composto produzido é o tioglicolato ferroso. O ácido cítrico forma um complexo solúvel com o ferro e impede a sua precipitação pelo amoníaco sob a forma de hidróxido ferroso. O tioglicolato ferroso é incolor em soluções neutras ou ácidas. A cor só se desenvolve na presença de álcalis. É estável na ausência de ar, mas desvanece-se quando exposto ao ar devido à oxidação do composto férrico. Por conseguinte, as cores devem ser comparadas imediatamente após o termo do período de tempo concedido para o desenvolvimento completo das cores.

$Fe^{2+} + CH_2SH$ ⟶ CH_2SH OOC $+ 2H^+$

Fe

COOH COO HSH_2C

Thioglycolic acid ferrous thioglycolate

Procedimento:

Pegar em dois cilindros de Nessler de 50 ml. Rotular um deles como "Teste" e os outros como "padrão".

Amostra de teste

Dissolver uma quantidade especificada de em 20 ml de água e transferir para um cilindro Nessler. Adicionar 2 ml de uma solução a 20% p/v de ácido cítrico isento de ferro e 0,1 ml de ácido tioglicólico e misturar. Alcalinizar com uma solução de amoníaco isenta de ferro. Diluir a 50 ml com água e deixar repousar durante 5 minutos.

Padrão

Diluir 2 ml de solução padrão de ferro com 20 ml de água numa proveta de Nessler. Adicionar 2 ml de uma solução a 20% p/v de ácido cítrico isento de ferro e 0,1 ml de ácido tioglicólico e misturar. Alcalinizar com uma solução de amoníaco isenta de ferro. Diluir a 50 ml com água e deixar repousar durante 5 minutos.

Observação:

A cor púrpura produzida na solução de amostra não deve ser superior à solução padrão. Se a cor púrpura produzida na solução de amostra for inferior à solução padrão, a amostra passará no teste de limite de ferro e vice-versa.

Razões:

O ácido cítrico ajuda a precipitação do ferro pelo amoníaco, formando um complexo com ele. O ácido tioglicólico ajuda a oxidar o ferro (II) em ferro (III).

NORMALIZAÇÃO

A padronização é o processo de determinar a concentração exacta (molaridade) de uma solução. A titulação é um tipo de procedimento analítico frequentemente utilizado na padronização. Numa titulação, um volume exato de uma substância é reagido com uma quantidade conhecida de outra substância.

O ponto em que a reação está completa numa titulação é referido como o ponto final. Uma substância química conhecida como indicador é utilizada para indicar (sinalizar) o ponto final. O indicador utilizado nesta experiência é a fenolftaleína. A fenolftaleína, um composto orgânico, é incolor numa solução ácida e cor-de-rosa numa solução básica.

Preparação e padronização de permanganato de potássio 0,1 m

O permanganato pode ser utilizado para a determinação da quantidade de Fe^{2+} , As^{3+} , Sb^{3+} , Mn^{2+} e V^{4+} , H2O2, SO_3^{2-} , NO_2^- , ácido oxálico e oxalatos, formatos. Padronização do permanganato de potássio 0,1M em relação ao oxalato de sódio

Objetivo: Preparar e padronizar KMNO 0,1M₄ utilizando o reagente primário oxalato de sódio

Produtos químicos necessários: Oxalato de sódio, ácido sulfúrico, kmno4.

Material de vidro necessário: Copo, bureta, pipeta, proveta, vareta de vidro e balão volumétrico

Princípio:O oxalato de sódio é provavelmente a substância padrão mais importante utilizada na permanganometria. O oxalato é facilmente oxidado a dióxido de carbono, de acordo com a equação da reação:

$$5Na\,C\,O_{224} + 2KMnO_4 + 8H_2\,SO_4 \rightarrow 10CO_2 + 8H_2\,O + 5Na_2\,SO_4 + 2MnSO_4 + K_2\,SO_4$$

As primeiras porções de titulante adicionadas estão a descolorir lentamente. Para acelerar a reação no início, a solução pode ser aquecida a cerca de 70°C. No entanto, a reação é catalisada pela presença de catiões Mn2+, pelo que ganha velocidade mais tarde durante a titulação.

Procedimento

Pesar exatamente cerca de 0,25-0,30 g de oxalato de sódio seco e transferi-lo para o balão de Erlenmayer. Adicionar 100 mL de água destilada e dissolver o sólido. Adicionar 60 mL de solução de ácido sulfúrico 1M. Aquecer a solução a cerca de 70°C. Titular adicionando pequenos volumes de titulante e aguardando cada vez até que a solução descolore. Perto do ponto final da titulação, adicionar o titulante gota a gota, até que uma cor rosa ténue persista durante 30 segundos.

Tabela de observação:

S.n.	Conteúdo do frasco	Leituras de buretas Inicial Final	Volume de KMNO4 utilizado

Cálculo:

Molaridade do KMNO =W*RM/V*E4

W=peso do padrão primário, E=fator equivalente do padrão primário,

RM = molaridade requerida, V=volume de kmno4 utilizado

NORMALIZAÇÃO DO HIDRÓXIDO DE SÓDIO 0,1 N

Objetivo: Preparar e padronizar NaOH 0,1N utilizando o padrão primário ácido oxálico

Material de vidro necessário: Copo, bureta, pipeta, proveta, vareta de vidro e balão volumétrico

Produtos químicos necessários: Ácido noxálico 0,1 (630 mg dissolvidos em 100 ml de água destilada), indicador de fenolftaleína, Naoh, (4 g dissolvidos em 1000 ml de água destilada).

Princípio:

Titulação conhecida de hidrogénio ftalato de potássio (1 g de hidrogénio ftalato de potássio em pó e aquecido previamente a 120ºC durante 2 horas e transferido para um erlenmeyer) é titulada com hidróxido de sódio utilizando fenolftaleína como indicador.

$$C_6H_4(CO_2^-K^+)(CO_2H) + NaOH \longrightarrow C_6H_4(CO_2^-K^+)(CO_2^-Na^+) + H_2O$$

KHP

Procedimento:

1. Deitar NaOH 0,1N numa bureta de 50 ml.
2. Pipetar 5 ml de ftalato ácido de potássio .1N para um balão de 250 ml e adicionar 25 ml de água desionizada.
3. Adicionar 2-3 gotas de fenolftaleína.
4. Titular com .1 NNaOH até a solução ficar cor-de-rosa claro, sob agitação.
5. Registar os ml utilizados. Repetir os passos 1-4 três vezes e calcular a média. Utilizar o seguinte cálculo para determinar a normalidade do NaOH

Tabela de observação:

S.n.	Conteúdo do frasco	Leituras de buretas Inicial Final	Volume de NaOH consumido

Resultados: Normalidade do NaOH = (ml de ácido x normalidade do ácido)/ ml de NaOH

PREPARAÇÃO E NORMALIZAÇÃO DO ÁCIDO SULFÚRICO 0,1 M

Objetivo: Preparar e padronizar H2SO4 0,1M utilizando padrão primário com carbonato de sódio

Material de vidro necessário: Béquer, bureta, pipeta, proveta, vareta de vidro e balão volumétrico

Produtos químicos necessários: Ácido sulfúrico (0,1M), vermelho de metilo, carbonato de sódio

Preparação de 0,1M H S0₂₄ : Adicionar lentamente, com agitação, 6 ml de ácido sulfúrico a cerca de 800 ml de água purificada. Completar a 1000 ml com água purificada. Deixar arrefecer a 25°C.

Princípio: O ponto final de um carbonato de sódio de concentração conhecida, titulado com ácido sulfúrico, pode ser detectado utilizando laranja de metilo como indicador.

$$H_2SO_{4(aq)} + Na_2CO_{3(aq)} \Longrightarrow H_2O_{(l)} + CO_{2(g)} + Na_2SO_{4\,(aq)}$$

Procedimento:

Pesar com exatidão cerca de 0,2 g de carbonato de sódio anidro, previamente aquecido a cerca de 270°C durante 1 hora. Dissolver em 100 ml de água e adicionar 0,1 ml de solução de vermelho de metilo. Adicionar o ácido lentamente a partir de uma bureta, com agitação constante, até que a solução se torne ligeiramente cor-de-rosa. Aquecer a solução até à ebulição, arrefecer e continuar a titulação. Aquecer de novo até à ebulição e titular de novo, se necessário, até que a cor rosa ténue deixe de ser afetada pela ebulição contínua.

Fator equivalente

1 ml de ácido sulfúrico 0,1 M é equivalente a 0,0098 g de Na2CO3.

Cálculo

S.n.	Conteúdo do frasco	Leituras de buretas Inicial Final	Volume de ácido sulfúrico consumido

Resultados: Molaridade:M1V1=M2V2

M1=molaridade da solução conhecida, V1=volume da solução conhecida,

M2=Molaridade da solução desconhecida,V=volume da solução desconhecida

PREPARAÇÃO E NORMALIZAÇÃO DE EDTA 0,05M

Objetivo: Preparar e padronizar 0,05MEDTA utilizando sulfato de magnésio.

Material de vidro necessário: Béquer, bureta, pipeta, proveta, vareta de vidro e balão volumétrico.

Produtos químicos necessários: Amoníaco, EDTA dissódico, $CaCl_2$, HCl, tampão pH=10, Eriocromo T

Princípio: Esta experiência baseia-se na titulação complexométrica. O indicador é adicionado à solução de gluconato de cálcio, o que resulta na formação de um complexo indicador-cálcio.

$$Ca+In \rightarrow ca\text{-}IN$$

A titulação com o complexo de EDTA dissódico dá origem a um complexo de Ca-EDTA que liberta um indicador de cor azul

$$Ca\text{-}In + EDTA \rightarrow Ca\text{-}EDTA+In$$

Procedimento: Tomar 10 ml de solução de cacl2 com uma pipeta e transferir para um erlenmeyer, adicionar 5 ml de solução tampão de pH-10 e torná-la alcalina, adicionar duas gotas de indicador de preto de esloquómio II, encher a bureta com a solução de EDTA e iniciar a titulação com a solução de EDTA.

Tabela de observação:

S.N.	Conteúdo do frasco	Leituras de buretas Inicial Final	Volume de EDTA consumido

Resultados:

Molaridade:M1V1=M2V2

M_1=molaridade da solução conhecida, V_1=volume da solução conhecida,

M_2=Molaridade da solução desconhecida,V=volume da solução desconhecida.

DOSEAMENTO DO GLUCONATO DE CÁLCIO POR COMPLEXOMETRIA

Objetivo: Determinar a percentagem de pureza do gluconato de cálcio por complexometria

Material de vidro necessário: Béquer, bureta, pipeta, proveta, vareta de vidro e balão volumétrico.

Produtos químicos necessários: EDTA 0,05M, gluconato de cálcio, tampão ph10, Eriochrome black-T, solução de amoníaco forte

Princípio: baseia-se na titulação de substituição. O magnésio forma um complexo com o indicador mordente preto II. Qual deles apresenta a primeira cor?

$$Mg+In \rightarrow Mg\text{ -}IN$$

O complexo indicador de magnésio é muito mais estável do que o complexo indicador de cálcio, pelo que, na titulação com EDTA dissódico, se forma um complexo de cálcio e EDTA dissódico

$$Ca\text{-}+EDTA \rightarrow Ca\text{-}EDTA$$

Quando o cálcio é totalmente consumido, a gota seguinte de EDTA dissódico quebra o complexo indicador de magnésio e com o magnésio liberta o indicador livre. O ponto final é detectado pela observação da segunda cor nesse momento

$$Mg\text{-}In+ EDTA \rightarrow Mg\text{ -}EDTA +IN$$

Preparação de reagentes :

Preparação de sulfato de magnésio 0,05M :

Pesar com exatidão 600 mg de $MgSo_4$ dissolvidos em 100 ml de água destilada.

Preparação de EDTA 0,05:

18,16gr de EDTA dissódico em 1000 ml de água destilada.

Preparação de amoníaco 10 M:

Dissolver 75 ml de solução forte de hidróxido de amónio num balão volumétrico de 100 ml até perfazer 100 ml.

Preparação do tampão P^H :

Dissolver 5,4 g de cloreto de amónio em 20 ml de água, adicionar 35 ml de amoníaco 10M e completar o volume até 100 ml com água destilada.

Procedimento de ensaio:

Pesar 0,5 g de gluconato de cálcio e dissolvê-lo em 50 ml de água morna, adicionar 5,0 ml de MgSo4 0,05 M e 10 ml de solução de amoníaco forte e titular com edetato de sódio 0,05 M, utilizando como indicador a mistura de negro de mordente II.

Fator de equivalência: 1 ml de edetato de sódio 0,05 M é equivalente a 0,0242 g de gluconato de cálcio.

Mesa de observação

S.n.	Conteúdo do frasco	Leituras de buretas Inicial Final	Volume de EDTA consumido
	05gm de gluconato de cálcio em 50ml de água, 5ml de $MGSO_4$,10ml de solução forte de cloreto de amónio amoniacal		

Cálculos

Percentagem de pureza=V*E*AM*100/W*RM

V=Volume de EDTA dissódico utilizado (ml)

V= A-B, A=volume de EDTA utilizado na titulação com gluconato de cálcio

B=volume de EDTA utilizado na titulação sem gluconato de cálcio

E=fator equivalente

AM=molaridade real, RM=molaridade requerida, W=peso da amostra

DOSEAMENTO DO CLORETO DE AMÓNIO POR ALCALIMETRIA

Objetivo: Efetuar o doseamento do cloreto de amónio de acordo com o método I.P

Requisitos :

Produtos químicos: Cloreto de amónio, Formaldeído, indicador de fenolftaleína

Aparelhos: bureta, pipeta, frasco cónico, funil, copo e vareta de vidro

Equipamento necessário: Balança analítica

Princípio: O cloreto de amónio é um expetorante, diurético e acidificante sistémico. É um sal ácido que reage com o formaldeído para libertar ácido livre, que reage com o hidróxido de sódio. O ponto final pode ser detectado utilizando fenolftaleína como indicador.

NH +H 0→NH_{424} OH+HCL

NH_4 OH+HCHO→CH =NH+H_{22} O(CH_2 =NH POLIMERIZA C6H12N4)

HCl+NaOH→NaCL +H O_2

Procedimento:

Preparação de NaOH 0,1M: Dissolver 4g de NaOH em 1000ml de água destilada

Titulação:

1. Limpar e secar todas as peças de vidro de acordo com o procedimento laboratorial normalizado
2. Lavar a bureta com água destilada e, em seguida, enxaguá-la previamente com uma porção de solução de NaOH antes de a encher para a titulação
3. Pesar com precisão 0,1 g de cloreto de amónio num erlenmeyer e dissolver em 20 ml de água destilada
4. Adicionar uma mistura de 5 ml de solução de formaldeído e 20 ml de água destilada

5. Adicionar 2 gotas do indicador fenolftaleína e deixar repousar durante 2 minutos

6. Encher a bureta com a solução padronizada de NAOH e iniciar a titulação com NAOH até atingir o ponto final

7. A aproximação do ponto final sugerida pelo aparecimento da cor-de-rosa

8. Uma cor-de-rosa que persista durante mais de 30 segundos assinala o ponto final efetivo

9. A primeira titulação dá uma ideia aproximada da quantidade de NAOH necessária para neutralizar o HCL livre.

10. Registar as leituras da bureta. Repetir a titulação por 3 vezes para obter leituras precisas.

11. Calcular a pureza média e percentual do cloreto de amónio.

NOTA: O fator equivalente de cloreto de amónio para 1 ml de NAOH 0,1M é 0,005349

Relatório: O cloreto de amónio 0,1M foi preparado, padronizado e apresentado, tendo-se verificado que a percentagem de pureza era de 100%

Tabela de observação

S.n.	Conteúdo do frasco	Leituras de buretas Inicial Final	Volume de cloreto de amónio consumido

Cálculos

Percentagem de pureza=V*E*AM*100/W*RM

V=Volume de EDTA dissódico utilizado (ml)

V=A-B, A=volume de EDTA utilizado na titulação com gluconato de cálcio

B=volume de EDTA utilizado na titulação sem gluconato de cálcio

E=fator equivalente

AM=molaridade real, RM=molaridade requerida, W=peso da amostra

DOSEAMENTO DO IBUPROFENO EM COMPRIMIDOS POR ALCALIMETRIA

Objetivo: determinar a quantidade de fármaco e a percentagem de pureza do ibuprofeno presente no comprimido de ibuprofeno por alcalimetria.

Aparelhos: bureta, erlenmeyer, proveta, copo, cápsula de porcelana, funil de separação.

Produtos químicos: hidrogénio ftalato de potássio, NaOH, fenolftaleína, clorofórmio, comprimido de ibuprofeno e água destilada.

Princípio:

- O ibuprofeno é doseado por alcalimetria utilizando uma solução de NaOH 0,1M. É um medicamento analgésico e anti-inflamatório que pertence ao derivado do ácido propiónico.
- Durante o ensaio, o ibuprofeno reage com NaOH e forma propionato de 2,4-isobutilfenil-sódio. A reação é catalisada pelo indicador fenolftaleína. Os comprimidos de ibuprofeno são extraídos com clorofórmio, uma vez que é livremente solúvel em clorofórmio.
- A droga extraída reage com NaOH e sofre neutralização, libertando o ião de hidrogénio, ou seja, utilizado pelo propionato de hidroxilfenilo e sódio.
- O ponto final é determinado pela formação da cor rosa do indicador fenolftaleína.

Procedimento:

Preparação de NaOH 0,1 m:

- Tomar com exatidão 4 g de naoh e transferir para 1000 ml de balão volumétrico e dissolver em 500 ml de água destilada e, finalmente, completar o volume até 1000 ml com água

Padronização de NaOH:

- Tomar 0,5 g de hidrogenoftalato de potássio e transferir para um balão volumétrico de 100 ml e dissolver em 75 ml de água destilada isenta de dióxido de carbono.
- Tomar o volume total e adicionar 2-3 ml de indicador de fenolftaleína. Titular a solução com solução de Nah 0,1 m. Formação de uma cor rosa pálido permanente. Repetir a titulação 3 vezes para obter a coordenada
- Cada ml de 0,1 m de Nah equivale a 0,02042 g de hidrogénio ftalato de potássio

Ensaio do ibuprofeno em comprimidos:

- Tomar 20 comprimidos e pesar a quantidade de pó equivalente ao ibuprofeno e exacta com 60 ml de clorofórmio durante 10 minutos, filtrar e lavar o resíduo com 3 quantidades de 10 ml de clorofórmio cada e evaporar o clorofórmio até à secura total.
- Dissolver o resíduo em 100 ml de etanol previamente neutralizado com fenolftaleína como indicador
- Cada ml de 0,1m naoh equivalente a 0,02068 gm de ibuprofeno

Relatório: A quantidade de ibuprofeno presente em cada tabela_____& o rendimento percentual foi de______

DOSEAMENTO DE ASPIRINA EM COMPRIMIDOS

Objetivo: Determinar a quantidade e a percentagem de aspirina presente na amostra de comprimidos fornecida.

Aparelhos: Bureta, pipeta, frasco cónico

Produtos químicos: $Na_2\ CO_3$, HCl, NaOH, alaranjado de metilo, indicador vermelho de fenol.

Princípio:

- A titulação de uma base forte com um ácido forte dá origem a um sal que não é hidrolisado em solução aquosa e a solução permanece neutra. As alterações de pH na região do ponto de equivalência são suficientemente grandes para permitir uma vasta escolha de indicadores, sendo o alaranjado de metilo geralmente utilizado para a titulação. Na titulação entre $Na_2\ CO_3$ e HCl, forma-se NaCl, que é neutro por natureza, e o ponto final pode ser determinado utilizando o alaranjado de metilo como indicador
- Para estimar a aspirina em comprimidos, a titulação é efectuada com determinação em branco. Em geral, a determinação em branco é efectuada se a solução volumétrica for instável ou se alterar a força durante o ensaio, o que envolve o aquecimento de um líquido contendo um excesso de álcali padrão, o arrefecimento e a titulação de retorno da quantidade em excesso
- O aquecimento e o arrefecimento de um líquido alcalino provocam uma alteração aparente da intensidade se forem utilizados determinados indicadores. Tal pode dever-se à interação do reagente com o Co_2.
- A quantidade de alteração depende das condições utilizadas. O álcali deve ser padronizado nas condições a utilizar na determinação, o que se designa por determinação em branco. A aspirina pode estar contaminada com ácido salicílico, que pode

estar presente como impureza intermédia devido à hidrólise. Durante a armazenagem, a hidrólise liberta igualmente ácido acético, que pode ser detectado pela cor. A quantidade de aspirina pode ser determinada por refluxo da solução de amostra neutralizada com excesso de solução padrão de NaOH para hidrolisar o grupo acetoxi, arrefecer e titular novamente o excesso de ácido com solução padrão de HCl. A diferença entre o volume de solução padrão de NaOH consumido numa titulação de 1st e 2nd é a medida do ácido salicílico e do ácido acético. A contaminação do produto e não deve ser superior a 0,4 ml por cada 0,5 g de amostra.

Procedimento:

Preparação de carbonato de sódio 0,5M:

- Pegue em 3,2 g de carbonato de sódio e dissolva em 250 ml de água. Este é utilizado como padrão primário

Preparação e padronização de HCl 0,5M:

- Introduzir 42,5 ml de HCl num balão volumétrico de 1000 ml, adicionar água destilada até 1000 ml e titular com uma solução 0,5M de $Na_2 CO_3$, utilizando o alaranjado de metilo como indicador.
- Cada ml de HCl 0,1M equivale a 0,05300 gm de $Na_2 CO_3$

Preparação e padronização de NaOH 0,5M:

- Dissolver 20 g de NaOH em 500 ml de água e completar o volume até 1000 ml com água destilada.
- A normalização é efectuada com HCl 0,5M (previamente normalizado) utilizando fenolftaleína como indicador.

Ensaio da aspirina:

- Pesar o pó de 20 comprimidos e colocar com exatidão 0,5 g da amostra no balão de titulação. Adicionar 50 ml de NaOH 0,5M e ferver durante 15 minutos num banho de água
- Arrefecer o balão tapando a boca do balão com um pequeno copo invertido
- Titular o excesso de álcali com HCl 0,5M utilizando o vermelho de fenol como indicador.
- Do mesmo modo, efetuar a titulação em branco.
- Cada ml de NaOH 0,5M é equivalente a 0,0450 g de Aspirina.

Relatório: A quantidade de aspirina foi encontrada para ser ______ e a percentagem de pureza foi encontrada para be____.

DOSEAMENTO DA FENITOÍNA DE SÓDIO POR ALCALIMETRIA

Objetivo: Determinar a percentagem de pureza dos comprimidos de fenitoína de sódio por alcalimetria.

Aparelhos: Bureta, frasco cónico, vareta de vidro, copo, proveta graduada.

Produtos químicos: Comprimidos de fenitoína de sódio, ácido benzoico, dimetil formamida, indicadores azuis, NaOH 0,1 M, HCl 0,1 M, éter piridina, solução de hidróxido de tetrabutil amónio (0,1M)

Princípio:

- A fenitoína é um medicamento anticonvulsivo que pertence ao derivado da hidantoína, é um pó branco, inodoro e de natureza higroscópica, solúvel em água.
- De acordo com a IP, a percentagem de pureza não deve ser inferior a 90% nem superior a 110% de fenitoína de sódio. O comprimido pode ser doseado por alcalimetria com uma solução 0,1 M de hidróxido de tetrabutilamónio, utilizando o azul de Temba como indicador.
- O ácido benzoico é utilizado para a padronização da solução de hidróxido de tetrabutilamónio 0,1 M e forma benzoato de tertrabutilamónio na libertação de água.
- A fenitoína de sódio reage com o hidróxido de tetrabutil amónio e forma o sal de fenitoína tetrabutil amónio com a libertação de NaOH, sendo a reação catalisada pelo azul de bromotimol como indicador.

Procedimento:

Preparação de hidróxido de tetrabutilamónio 0,1 M:

- Tomar uma solução a 25% (p/v) de hidróxido de tetrabutilamónio disponível no mercado com metanol em 100 ml e completar o volume com tolueno até 100 ml.

Padronização do hidróxido de tetrabutilamónio 0,1 M:

- Tomar com precisão 60 mg de ácido benzoico em 10 ml de um balão volumétrico e adicionar DMF previamente neutralizado até ao azul de timol por titulação com hidróxido de tetrabutilamónio 0,1 M.
- Deixar dissolver o ácido benzoico e titular com hidróxido de tetrabutilamónio 0,1 M.
- Cada ml de hidróxido de tetrabutilamónio 0,1M é equivalente a 0,01221g de ácido benzoico.

Ensaio de comprimidos de fenitoína de sódio:

- Pesar com exatidão 0,5 g de fenitoína de sódio e transferir para um balão volumétrico de 50 ml, seguido da adição de 40 ml de solução de NaOH 0,1M, misturar durante 5 minutos e completar o volume até 50 ml com solução de NaOH 0,1M.
- Centrifugar a solução, colocando-a num aparelho de centrifugação, recolher o líquido sobrenadante e transferir para 250 ml do copo. Adicionar 10 ml de HCl 0,1M para acidificar a solução.
- Transferir o conteúdo para uma ampola de decantação, adicionar 50 ml de éter, agitar continuamente e lavar com água.
- Recolher a camada de éter, evaporar até à secura completa e transferir o produto para um erlenmeyer de 250 ml, adicionar 50 ml de piridina e titular a solução com uma solução 0,1 M de hidróxido de tetrabutilamónio, utilizando azul de timol como indicador.
- Cada ml de hidróxido de tetrabutilamónio 0,1M é equivalente a 0,0274 g de fenitoína de sódio

Relatório: A quantidade de fenitoína de sódio presente na amostra fornecida foi encontrada em _________ e o rendimento percentual foi encontrado em ___________.

DETERMINAÇÃO DA NORMALIDADE POR MÉTODO ELECTROQUÍMICO TITULAÇÃO POTENCIOMÉTRICA

Objetivo: Determinação da força de uma dada solução de ácido clorídrico em relação a uma solução padrão de hidróxido de sódio.

Princípio: A maioria dos processos químicos e bioquímicos é profundamente afetada pela acidez ou alcalinidade do meio em que a reação tem lugar. Todos os ácidos se dissociam em solução aquosa para produzir iões H+. Alguns ácidos, como o HCl, o H2SO4, o HNO3, etc., ionizam-se completamente em meio aquoso, enquanto o CH3COOH, o HCOOH, etc., ionizam-se apenas em pequena escala. O pH de qualquer solução é definido como (-log H+) e tem valores entre 0-14. pH < 7 indica solução ácida, pH > 7 indica solução básica e pH = 7 significa solução neutra.

O pH de uma solução pode ser medido com exatidão com a ajuda de um medidor de pH. A medição do pH é utilizada para monitorizar a causa da titulação ácido-base. Os valores de pH da solução em diferentes fases da neutralização ácido-base são determinados e representados em função do volume de álcali adicionado. Quando se adiciona uma base a um ácido, o pH aumenta lentamente nas fases iniciais, uma vez que a concentração do ião H+ diminui gradualmente. Mas, no ponto de equivalência, aumenta rapidamente, uma vez que no ponto de equivalência a concentração do ião H+ é muito pequena. Depois do ponto final, o aumento é mais lento. O ponto final da titulação pode ser detectado onde o valor do pH se altera mais rapidamente. No entanto, a forma da curva depende da ionizabilidade do ácido e da base utilizados e também da acidez da base e da basicidade do ácido.

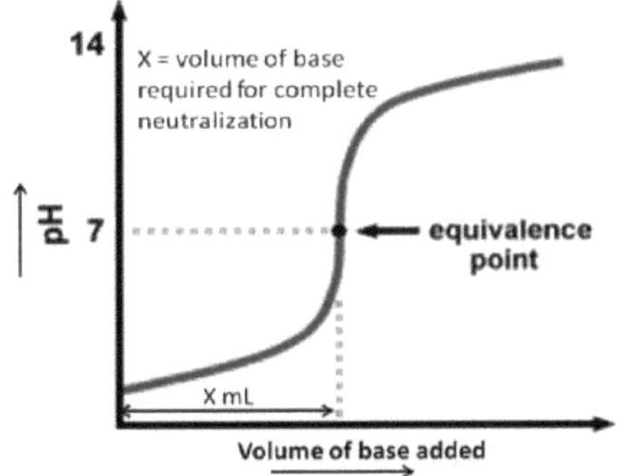

Aparelhos: medidor de pH, elétrodo, copo, pipeta, bureta.

Produtos químicos: Ácido clorídrico (HCl), hidróxido de sódio (NaOH), tampão de pH = 4 e 9,2.

Procedimento:

1. É fornecida uma solução 0,1(N) de NaOH.
2. É fornecida uma solução de HCl de concentração desconhecida.
3. Ligar o instrumento e esperar 10-15 minutos para que a máquina aqueça. Preparar a solução tampão adicionando separadamente pastilhas tampão de pH = 4 e pH = 9,2 em 100 mL de água. Lavar o elétrodo com água destilada. Em seguida, mergulhar o elétrodo na solução-tampão (pH = 4) recolhida num copo, de modo a que o elétrodo fique devidamente imerso na solução. Medir a temperatura da solução e regular o controlo de compensação da temperatura em conformidade. Regular o ponteiro para pH = 7 exatamente através do comando set = 0. Colocar o seletor na gama de pH adequada 0-7 (como o pH do tampão = 4). Colocar então os ponteiros no valor de pH conhecido do tampão, accionando o comando de regulação do tampão. Colocar novamente o seletor na posição zero. Lavar o elétrodo com água destilada e padronizar o medidor de pH utilizando uma solução tampão básica de pH = 9,2. Seguir o mesmo procedimento, exceto se o seletor for colocado na gama de 7-14.

4. titulação pH-métrica: Limpar o elétrodo com água destilada e limpá-lo com papel absorvente ou papel de filtro. Colocar 20 mL de solução de HCl num copo de 100 mL ou num erlenmeyer e mergulhar o elétrodo na solução. Colocar a bureta com a solução de NaOH. Colocar o seletor no intervalo esperado (0-7). A leitura apresentada na escala do medidor de pH é o valor do pH da solução de HCl. Adicionar gota a gota a solução de NaOH da bureta (máximo de 0,5 mL de cada vez), agitar bem a solução e anotar os valores de pH correspondentes. Perto do ponto final, o volume de NaOH adicionado deve ser tão pequeno quanto possível, porque o ácido é neutralizado e haverá um aumento acentuado nos valores de pH. Uma adição adicional de 0,01 mL de NaOH aumenta o valor do pH para cerca de 9-10. Voltar a colocar o seletor na posição zero após a medição do pH e manter sempre o seletor na posição zero quando não estiver a ser utilizado.

Observação e cálculo:

Tabela 1:- Titulação métrica do pH

Volume de HCl tomado (V1) (mL)	Volume de NaOH adicionado (V2) (mL)	pH
20		

Trace um gráfico entre o pH e o volume de NaOH adicionado e descubra o volume de NaOH necessário (V2 mL) para a neutralização completa do HCl a partir do gráfico. De seguida, determine a força do HCl (S1).

20 x S1 = V2S2 , Força do HCl (S1) = (V2S2/20) (N)

Conclusão: A força do HCl desconhecido é ________.(N)

TITULAÇÃO CONDUTOMÉTRICA

Objetivo: Determinação da força de uma solução de ácido clorídrico através de uma solução padrão de hidróxido de sódio.

Teoria: A condutividade electrolítica é uma medida da capacidade de uma solução transportar corrente eléctrica. As soluções eléctricas conduzem corrente eléctrica através da migração de iões sob a influência de um campo elétrico. De acordo com a Lei de Ohm, a intensidade da corrente que flui através de um condutor é diretamente proporcional à diferença de potencial (E) e inversamente proporcional à resistência (□) do condutor.

ou seja, $I = E/R$ ou, $R = E/I$

Onde a resistência (R) é o impedimento proporcionado pela solução. A resistência de qualquer condutor varia diretamente com o comprimento e inversamente com a sua área de secção transversal.

$$R = \rho \times (l/a)$$

Onde, □ é a resistência específica e é a resistência de uma unidade de comprimento do condutor de secção transversal unitária. l/a é chamada constante de célula.

O recíproco da resistência específica é designado por condutância específica ou condutividade.

$$\text{Condutância específica } (K) = 1/\rho = (l/a) \times (1/R)$$

A condutância do eletrólito depende de:

i) número de iões livres,

ii) alterações nos iões livres e iii) mobilidade dos iões aquando da substituição de um ião por outro de mobilidade diferente (velocidade dos iões). Assim, o método condutométrico pode ser utilizado para determinar o ponto final de titulações iónicas como i) titulação acidimétrica, ii) titulação de precipitação,

iii) titulação que envolve a formação de iões complexos.

Quando uma solução de ácido clorídrico (HCl) é titulada com uma solução de hidróxido de sódio (NaOH), os iões de hidrogénio altamente móveis (λ H^{o+} = 350 ohm-1 cm-1) são progressivamente substituídos por iões de sódio de movimento mais lento (λ^{o} Na^{+} = 50 ohm-1 cm-1) e a condutância da solução diminui. Após o ponto final, a condutância da solução aumenta acentuadamente devido à presença de iões hidróxido em excesso e altamente móveis (λ^o OH- = 198 ohm-1 cm-1). Assim, a neutralização de um ácido forte por adição de uma base forte conduz a uma condutância mínima nos pontos terminais. Isto deve-se ao desaparecimento dos iões H+ e à sua substituição por iões Na+ de movimento mais lento da base, seguido da presença de iões OH- altamente móveis após o ponto final.

Por conseguinte, a natureza do gráfico (condutância da solução versus volume de base adicionada) será a seguinte

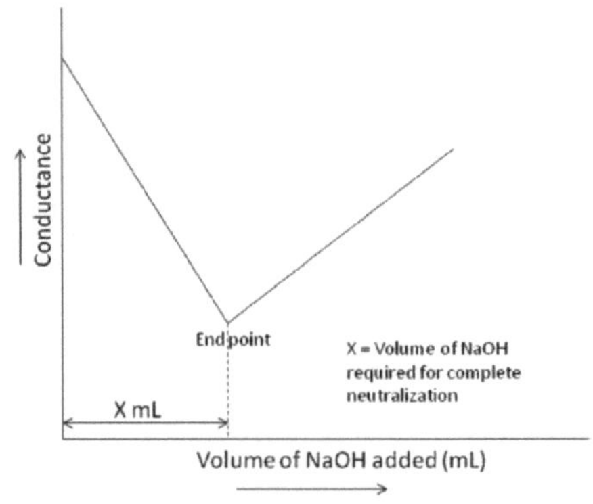

A célula de condutividade utilizada para esta titulação deve permitir a agitação por agitação e à qual se pode adicionar o reagente a partir da bureta. Deve evitar-se um grande aumento de volume durante a titulação.

Aparelhos: Condutómetro, célula de condutividade, copo, pipeta, bureta, erlenmeyer.

Produtos químicos: Ácido clorídrico (HCl), hidróxido de sódio (NaOH), água de condutividade.

Procedimento:

1. É fornecida uma solução de HCl de concentração desconhecida.
2. É fornecida uma solução 0,1 (N) de NaOH.
3. Calibração do instrumento efectuada à temperatura ambiente.

4. Titulação condutométrica:

i) Lavar a célula de condutividade várias vezes com água de condutividade ou água bidestilada.

ii) Pipetar 20 mL de HCl para um copo e mergulhar a célula de condutividade, de modo a que a célula mergulhe completamente na solução.

iii) Observar a temperatura da solução de amostra e, em conformidade, regular o controlo da temperatura ou manter a célula num termóstato à temperatura ambiente.

iv) Adicionar uma pequena quantidade de solução de NaOH (algumas gotas) a partir da bureta, agitar e medir a condutância após cada adição.

v) Efetuar pelo menos cinco leituras para além do ponto final.

Observação e cálculo:

Tabela 1:- Titulação condutométrica

Volume de HCl tomado (V_1) (mL)	Volume de NaOH adicionado (V2) (mL)	Condutância
20		

Traçar um gráfico entre a condutância e o volume do titulante (solução de NaOH). Obter-se-ão duas linhas de intersecção (como indicado na Figura 1) e os pontos de intersecção destas linhas representam o ponto equivalente.

Seja V2 o volume de NaOH no ponto equivalente (do gráfico) e a força do ácido seja S1 e a força da solução de NaOH seja S2 = 0,1(N).

Então, 20 x S1 = V_2S_2

Então S1 = (V_2S_2/20) (N)

Conclusão: A força do ácido é ______ (N)

Discussões:

i) Normalmente, as soluções coloridas que não podem ser tituladas pelo método volumétrico com indicador podem ser tituladas pelo método condutométrico.

ii) O método de titulação condutométrica pode ser utilizado no caso de ácido fraco vs. base fraca e também no caso de soluções muito diluídas.

iii) Perto do ponto final, não é necessário nenhum caso especial, uma vez que este é determinado graficamente.

OBJECTIVO: I) DETERMINAR O ΛMAX (COMPRIMENTO DE ONDA DE ABSORÇÃO MÁXIMA) DE UMA SOLUÇÃO DE $KMNO_4$ UTILIZANDO UM ESPECTROFOTÓMETRO

(II) VERIFICAR A LEI DE BEER-LAMBERT E APLICÁ-LA PARA DETERMINAR A CONCENTRAÇÃO DE UMA SOLUÇÃO DESCONHECIDA.

Princípio: Quando uma radiação electromagnética passa através de uma amostra, certos comprimentos de onda caraterísticos são absorvidos pela amostra. Como resultado, a intensidade da luz transmitida é diminuída. A medição da diminuição da intensidade da radiação é a base da espetrofotometria. Assim, o espetrofotómetro compara a intensidade da luz transmitida com a da luz incidente.

A absorção da luz por uma substância é regida pelas leis de Beer e de Lambert. De acordo com a lei de Beer-Lambert: *quando um feixe de luz monocromática de intensidade **I0** passa através de um meio que contém uma substância absorvente, a intensidade da radiação transmitida **I** depende do comprimento do meio absorvente e da concentração da solução*. Matematicamente, pode ser representada por:

$$\text{Absorvância} = \log(I_0 / I) = \varepsilon c l$$

Onde, I0 = intensidade da luz incidente

I = intensidade da luz transmitida

A = absorvância

l = comprimento do meio absorvente

c = concentração da solução

ε = coeficiente de absorção molar ou coeficiente de extinção molar

O coeficiente de absorção molar ou coeficiente de extinção molar é a absorvância de uma solução com a concentração unitária (c = 1M) colocada numa célula de espessura unitária (l = 1 cm). A absorvância é também designada por densidade ótica (DO).

Assim, para um determinado comprimento de onda λ, a absorvância ou DO de uma solução num recipiente de percurso fixo é diretamente proporcional à concentração de uma solução.

ou seja, $A \propto c$

Um gráfico entre a absorvância e a concentração deve ser uma linha reta, passando pela origem, o que mostra que a lei de Beer-Lambert é obedecida. Este gráfico, conhecido como curva de calibração, pode também ser utilizado para determinar a concentração (ou força) de uma determinada solução.

Aparelhos: Espectrofotómetro, cuvete, copo, pipeta.

Produtos químicos: $KMNO_4$, papel de seda.

Procedimento:

1. O espetrofotómetro está calibrado para uma transmitância de 100% em água.
2. Tomar 100 mg de soluções de $KMNO_4$ e efetuar diferentes dosagens de solução diluída, tais como 10,20,30,40,50 μg/ml.
3. **Determinação do λmax:** Colocar 5 mL de solução de 30 μg/ml na cuvete e misturar bem. Medir a absorvância ou transmitância em diferentes comprimentos de onda. A transmitância mínima num determinado comprimento de onda corresponderá à absorvância máxima que dará o λmax. [Importante: A transmitância do solvente puro (água) é sempre ajustada para 100% antes de cada medição do comprimento de onda. Isto deve-se ao facto de o coeficiente de extinção do branco (água pura) também variar com o comprimento de onda]
4. **Verificação da lei de Beer-Lambert:** Fixar o comprimento de onda no valor λmax. Medir a absorvância ou a DO de diferentes soluções de $KMNO_4$ nesse λmax. Traçar um gráfico entre a DO e a concentração (ou força) da solução. [Se se obtiver uma reta, verifica-se a lei de Beer-Lambert.]

5. Determine agora a absorvância ou DO da solução desconhecida e determine a concentração da solução a partir do gráfico.

Observação:

Determinação de λ_{max}

Comprimento de onda λ (nm)	Absorvância/OD

Verificação da lei de Beer-Lambert

Concentração da solução	Absorvância/OD

Conclusão:

i) O λmax da solução de $KMNO_4$ é ______ nm

ii) A solução de $KMNO_4$ obedece à lei de Beer-Lambert

iii) Concentração da solução desconhecida =

OBJECTIVO: DETERMINAÇÃO DA ABSORVÊNCIA MOLAR DO PARACETAMOL

Principal: O rácio entre a potência radiante transmitida (P) por uma amostra e a potência radiante incidente (P0) na amostra é designado por transmitância, T:

$$T = P/P_0$$

Assim, a absorvância (A) é definida como o logaritmo (base 10) do recíproco da transmitância:

$$A = -\log T = \log (1/T)$$

Num espetrofotómetro, a luz monocromática plano-paralela entra numa amostra perpendicularmente à superfície plana da amostra. Nestas condições, a transmitância e a absorvância de uma amostra dependem da concentração molar (c), do comprimento do percurso da luz em centímetros (L) e da absorvência molar (ε) da substância dissolvida no comprimento de onda especificado (λ).1

$$T\lambda = 10\varepsilon cL \text{ ou } A_\lambda = \varepsilon\ c\ L$$

A Lei de Beer estabelece que a absortividade molar é constante (e a absorvância é proporcional à concentração) para uma determinada substância dissolvida num determinado soluto e medida num determinado comprimento de onda.2 Por esta razão, as absortividades molares são designadas por *coeficientes de absorção molar* ou *coeficientes de extinção molar*. Como a transmitância e a absorvância não têm unidade, as unidades da absortividade molar têm de se anular com as unidades de medida da concentração e da trajetória da luz. Por conseguinte, as absorvências molares têm unidades de M-1 cm-1. Os espectrofotómetros normais de laboratório estão equipados para serem utilizados com cuvetes de amostra com 1 cm de largura; assim, o comprimento do percurso é geralmente considerado igual a um e o termo é omitido na maioria dos cálculos.

$$A_\lambda = \varepsilon \, c \, L = \varepsilon \, c \text{ quando } L = 1\text{cm}$$

Aparelhos: Espectrofotómetro, cuvete, copo, pipeta.

Produtos químicos: Paracetamol , HCl 0,1N, papel absorvente.

Procedimento: Colocar 1 g de paracetamol num balão volumétrico de 100 ml e dissolver em HCl 0,1N, completando o volume com HCl. Anotar a absorvância a 254 nm da solução a 1% de paracetamol para $A^{1\%}_{1cm}$. Substituir o valor na equação e determinar a absorvência molar.

Conclusão: A absorvência molar do Paracetamol é ....

OBJECTIVO: DETERMINAÇÃO DO PONTO ISOBÉSTICO DO PARACETAMOL

Princípio: Em espetroscopia, um **ponto isosbéstico** é um comprimento de onda, um número de onda ou uma frequência específicos em que a absorvância total de uma amostra não se altera durante uma reação química ou uma alteração física da amostra. A palavra deriva de duas palavras gregas: "iso", que significa "igual", e "sbestos", que significa "extinguível".

Quando um gráfico isosbéstico é construído pela sobreposição dos espectros de absorção de duas espécies (quer utilizando a absorvância molar para a representação, quer utilizando a absorvância e mantendo a mesma concentração molar para ambas as espécies), o **ponto isosbéstico** corresponde a um comprimento de onda no qual estes espectros se cruzam. Um par de substâncias pode ter vários pontos isosbésticos nos seus espectros. Quando uma reação química 1 para 1 (uma mole de reagente dá uma mole de produto) (incluindo equilíbrios) envolve um par de substâncias com um ponto isosbéstico, a absorvância da mistura reacional nesse comprimento de onda permanece invariável, independentemente da extensão da reação (ou da posição do equilíbrio químico). Isto ocorre porque as duas substâncias absorvem a luz desse comprimento de onda específico na mesma medida e a concentração analítica permanece constante.

O requisito para a ocorrência de um ponto isosbéstico é que as duas espécies envolvidas estejam relacionadas linearmente por estequiometria, de modo a que a absorvância seja invariável para um determinado comprimento de onda. Assim, são possíveis outras proporções para além de um para um. A presença de um ponto isosbéstico indica, normalmente, que apenas ***duas*** espécies que variam em concentração contribuem para a absorção em torno do ponto isosbéstico. Se uma terceira espécie estiver a participar no processo, os espectros normalmente intersectam-se em comprimentos de onda *variáveis* à medida que as concentrações mudam, criando a impressão de que o ponto isosbéstico está "fora de foco", ou que se deslocará à medida que as condições mudam.[2] A razão para isto é que seria muito improvável que três compostos tivessem coeficientes de extinção ligados numa relação linear por acaso para um determinado comprimento de onda.

Aparelhos: Espectrofotómetro, cuvete, copo, pipeta.

Produtos químicos: Paracetamol, HCl 0,1N, NaOH 0,1N, papel de seda.

Procedimento:

Preparação de 20 µg/ml de paracetamol com HCl 0,1N

1. O espetrofotómetro está calibrado para uma transmitância de 100% em água.
2. Colocar 100 mg de paracetamol num balão volumétrico de 100 ml e dissolver em HCl 0,1N, completando o volume com soluções de HCl.
3. Pipetar 10 ml da solução acima referida e diluir até 100 ml com HCl 0,1N (100 µg/ml).
4. Pipetar 20 ml da solução acima referida e diluir até 100 ml com HCl 0,1N (20 µg/ml).

Preparação de 20 µg/ml de paracetamol com NaOH 0,1N

1. O espetrofotómetro está calibrado para uma transmitância de 100% em água.
2. Colocar 100 mg de Paracetamol num balão volumétrico de 100 ml e dissolver em NaOH 0,1N, completando o volume com soluções de NaOH.
3. Pipetar 10 ml da solução acima referida e diluir até 100 ml com NaOH 0,1N (100 µg/ml).

4. Pipetar 20 ml da solução acima referida e diluir até 100 ml com NaOH 0,1N (20 µg/ml).

Analisar a solução acima referida a 200-400 nm e determinar a interceção de ambos os espectros e o ponto isobéstico.

Conclusão: O ponto isobéstico do Paracetamol é............

OBJECTIVO: DETERMINAR A CONCENTRAÇÃO DE PARACETAMOL NA AMOSTRA FORNECIDA ATRAVÉS DA CURVA DE CALIBRAÇÃO E DO MÉTODO DE COMPARAÇÃO DIRECTA

Diretor:

Curva de Calibração: Em química analítica, uma **curva de calibração**, também conhecida como curva padrão, é um método geral para determinar a concentração de uma substância numa amostra desconhecida, comparando-a com um conjunto de amostras padrão de concentração conhecida. Uma curva de calibração é uma abordagem ao problema da calibração de instrumentos; outras abordagens padrão podem misturar o padrão no desconhecido, dando um padrão interno.

A curva de calibração é um gráfico da forma como a resposta instrumental, o chamado sinal analítico, varia com a concentração do analito (a substância a ser medida). Prepara uma série de padrões numa gama de concentrações próxima da concentração esperada de analito no desconhecido.

As concentrações dos padrões devem situar-se dentro da gama de trabalho da técnica (instrumentação) que estão a utilizar. A análise de cada um destes padrões utilizando a técnica escolhida produzirá uma série de medições. Para a maioria das análises, um gráfico da resposta do instrumento versus concentração mostrará uma relação linear. O operador pode medir a resposta do desconhecido e, utilizando a curva de calibração, pode *interpolar* para encontrar a concentração do analito.

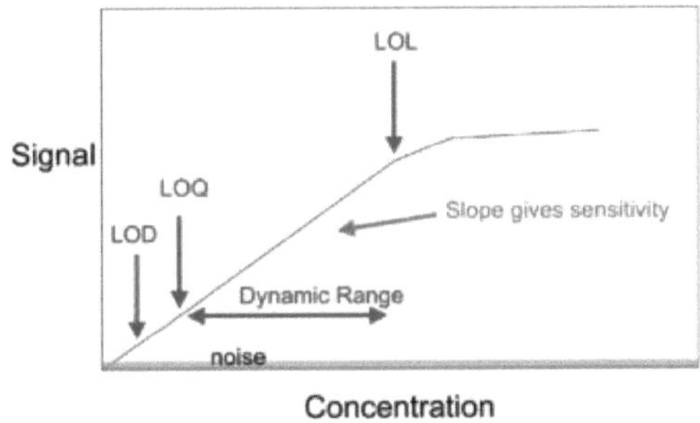

Método de comparação direta: No método de comparação direta, a concentração desconhecida pode ser determinada utilizando a fórmula

$$A1/A2= C1/C2$$

Em que A1= Absorvância do padrão a uma concentração específica

A2= Absorvância da amostra a uma concentração específica

C1= Concentração do padrão.

C2= Concentração desconhecida

Aparelhos: Espectrofotómetro, cuvete, copo, pipeta.

Produtos químicos: Paracetamol , HCl 0,1N, papel absorvente.

Procedimento:

Preparação da solução-padrão de paracetamol com HCl 0,1N

1. O espetrofotómetro está calibrado para uma transmitância de 100% em água.
2. Colocar 100 mg de paracetamol num balão volumétrico de 100 ml e dissolver em HCl 0,1N, completando o volume com soluções de HCl.
3. Pipetar 10 ml da solução acima referida e diluir até 100 ml com HCl 0,1N (100 µg/ml).
4. Pipetar 1,2,3,4,,5 ml da solução acima e diluir até 10 ml com HCl 0,1N (10-50 µg/ml).
5. Tomar a absorvância da solução desconhecida e determinar a concentração por *interpolação* para a curva de calibração.

6. Para o método de comparação direta, a solução deve ser feita de acordo com o gráfico mono oficial.
7. Verificar a absorvância a 243 nm.

Conclusão: A concentração da amostra desconhecida é................

OBJECTIVO: DETERMINAR A CONCENTRAÇÃO DE ASPIRINA NA AMOSTRA FORNECIDA ATRAVÉS DA CURVA DE CALIBRAÇÃO E DO MÉTODO DE COMPARAÇÃO DIRECTA UTILIZANDO UM COLORÍMETRO

Princípio: A aspirina hidrolisa-se, produzindo ácido 2-hidroxibenzóico e ácido etanoico (abaixo indicados). O ácido 2-hidroxibenzóico produz um complexo azul-violeta quando misturado com iões de ferro (III). A quantidade de ácido 2-hidroxibenzóico numa solução obtida por hidrólise da aspirina pode ser determinada adicionando iões ferro(III) e medindo a intensidade da solução azul-violeta. A partir daí, pode calcular-se a quantidade de aspirina.

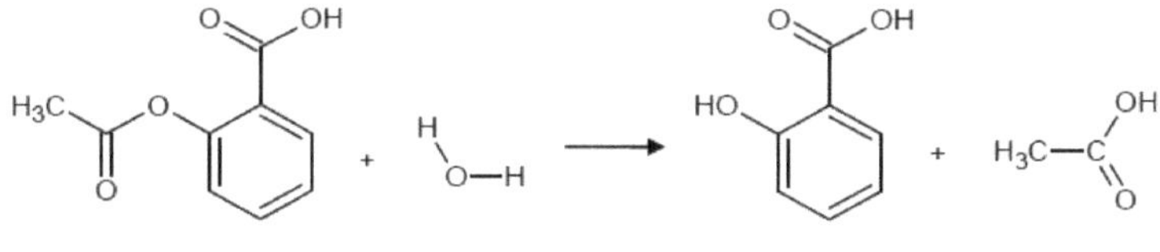

Aparelhos: Coloimetro, cuvete, copo, pipeta.

Produtos químicos: Aspirina, Hidróxido de Sódio, Cloreto Férrico.

Procedimento:

Método: Preparação de soluções-padrão e obtenção de um gráfico de calibração

1. Pesar com exatidão cerca de 0,4 g de aspirina para um erlenmeyer de 100 ml, adicionar 10 ml de solução de hidróxido de sódio 1,0 mol dm^{-3} e aquecer suavemente a mistura a 50 °C durante 10 minutos.

2. Arrefecer a solução e transferir quantitativamente para um balão volumétrico de 500 ml. Completar o volume com água desionizada. Esta é a solução-mãe. Contém o produto de hidrólise (2-hidroxibenzoato de sódio) de uma solução de aspirina a 0,80 g dm-3.

3. Utilizar uma bureta para medir 10 cm3 de solução-mãe num balão volumétrico de 100 cm3 . Completar o volume com uma solução de

cloreto de ferro(III) 0,02 mol dm-3 . Esta é a solução-padrão A. De forma semelhante, preparar as soluções-padrão B a G utilizando 8 ml, 6 ml, 4 ml, 2 ml, 1 ml e 0,5 ml da solução-mãe.

4.Medir a absorvância de cada solução-padrão com o colorímetro, equipado com um filtro adequado.

5. Traçar um gráfico da absorvância em função da concentração equivalente de aspirina. Este é o gráfico de calibração.

Método: Análise de comprimidos de aspirina

1. Anota a massa de aspirina que o fabricante indica estar contida em cada comprimido. Esta informação está indicada na embalagem.

2. Pesar com exatidão um comprimido e introduzi-lo num erlenmeyer de 100 ml. Esmagar cuidadosamente o comprimido com uma vareta de agitação e adicionar 10 ml de solução de hidróxido de sódio 1 mol dm^{-3} e aquecer suavemente a 50 °C durante 10 minutos.

3. Arrefecer a solução e transferir quantitativamente para um balão volumétrico de 500 ml, filtrando, se necessário, para remover qualquer material insolúvel. Completar o volume com água desionizada.

4. Pipetar 1 cm3 de solução para um balão volumétrico de 10 ml. Completar o volume com uma solução de cloreto de ferro(III) 0,02 mol dm^{-3} . Medir a absorvância da incógnita com o colorímetro, munido de um filtro adequado.

5. Utiliza o gráfico de calibração para determinar a concentração de aspirina na solução e, a partir daí, calcula a massa de aspirina contida no comprimido.

Conclusão: A concentração de Aspirina na amostra fornecida é............

OBJECTIVO: DETERMINAÇÃO DO VALOR RF DE AMINOÁCIDOS POR CROMATOGRAFIA EM PAPEL ASCENDENTE

Principal: A cromatografia em papel é um dos tipos de procedimentos cromatográficos que se processa num pedaço de papel especializado. Trata-se de um sistema de cromatografia planar em que um papel de filtro de celulose actua como fase estacionária sobre a qual ocorre a separação dos compostos.

O princípio envolvido é o da cromatografia de partição, em que as substâncias são distribuídas ou particionadas entre fases líquidas. Uma fase é a água, que é retida nos poros do papel de filtro utilizado; e a outra é a fase móvel, que se move sobre o papel. Os compostos da mistura são separados devido a diferenças na sua afinidade em relação à água (na fase estacionária) e aos solventes da fase móvel durante o movimento da fase móvel sob a ação capilar dos poros do papel.

O princípio também pode ser a cromatografia de adsorção entre fases sólida e líquida, em que a fase estacionária é a superfície sólida do papel e a fase líquida é a fase móvel. No entanto, a maioria das aplicações da cromatografia em papel baseia-se no princípio da cromatografia de partição, ou seja, a partição entre duas fases líquidas.

Para obter uma medida da extensão do movimento de um componente numa experiência de cromatografia em papel, podemos calcular um "valor R_f " para cada componente separado no cromatograma desenvolvido. Um valor R_f é um número que é definido como:

R_f = distância percorrida pelo componente a partir do ponto de aplicação / distância percorrida pelo solvente a partir do ponto de aplicação

Aparelhos: Papel de filtro Whatsmann, copo, tubo capilar, petrídeo

Produtos químicos: Solução de amostra, solução padrão, ácido acético glacial, N-butanol, reagente de ninidrina, água destilada.

Procedimento:

1. Cortar o papel de filtro Whatmann num tamanho adequado e traçar uma linha a 1 cm acima do fundo do papel de filtro.
2. Preparar uma fase móvel utilizando N-Butanol, ácido acético glacial e água numa proporção de 4:!:5.
3. Tape a solução e deixe-a de lado durante 15 minutos
4. Aplicar a solução de amostra utilizando o tubo capilar no papel de filtro em cada divisão efectuada.
5. Colocar o papel de filtro sobre a fase móvel de modo a que a extremidade fique mergulhada na fase móvel.
6. Quando a fase móvel atingir $3/4^{th}$ hight, retirar o papel de filtro da fase móvel,
7. Desenhar uma linha com um lápis para indicar a distância percorrida pelo solvente.
8. Secar o papel e pulverizar o agente de ninidrina, secá-lo novamente e calcular o valor Rf para cada amostra.

Conclusão: O valor Rf das amostras de aminoácidos é.............

OBJECTIVO: DETERMINAÇÃO DO VALOR RF DE AMINOÁCIDOS POR CROMATOGRAFIA CIRCULAR EM PAPEL

Principal: A cromatografia em papel é um dos tipos de procedimentos cromatográficos que se processa num pedaço de papel especializado. Trata-se de um sistema de cromatografia planar em que um papel de filtro de celulose actua como fase estacionária sobre a qual ocorre a separação dos compostos.

O princípio envolvido é o da cromatografia de partição, em que as substâncias são distribuídas ou particionadas entre fases líquidas. Uma fase é a água, que é retida nos poros do papel de filtro utilizado; e a outra é a fase móvel que se move sobre o papel. Os compostos da mistura são separados devido a diferenças na sua afinidade em relação à água (na fase estacionária) e aos solventes da fase móvel durante o movimento da fase móvel sob a ação capilar dos poros do papel.

O princípio também pode ser a cromatografia de adsorção entre fases sólida e líquida, em que a fase estacionária é a superfície sólida do papel e a fase líquida é a fase móvel. No entanto, a maioria das aplicações da cromatografia em papel baseia-se no princípio da cromatografia de partição, ou seja, a partição entre duas fases líquidas.

Para obter uma medida da extensão do movimento de um componente numa experiência de cromatografia em papel, podemos calcular um "valor R_f " para cada componente separado no cromatograma desenvolvido. Um valor R_f é um número que é definido como:

R_f = distância percorrida pelo componente a partir do ponto de aplicação / distância percorrida pelo solvente a partir do ponto de aplicação

Aparelhos: Papel de filtro Whatsmann, copo, tubo capilar, petrídeo

Produtos químicos: Solução de amostra, solução padrão, ácido acético glacial, N-butanol, reagente de ninidrina, água destilada.

Procedimento:

1. Corte o papel de filtro Whatmann numa forma circular com um buraco no meio. A partir dele, com o lápis
2. Introduzir um pequeno pedaço de fio de algodão no orifício do papel circular. À volta do buraco, desenha uma linha circular a 1 cm de distância
3. Preparar uma fase móvel utilizando N-Butanol, ácido acético glacial e água numa proporção de 4:!:5.
4. Tapar a solução e mantê-la de lado durante 15 minutos.
5. Aplicar a solução de amostra utilizando o tubo capilar no papel de filtro em cada divisão efectuada.
6. Colocar o papel de filtro num petrídeo. A ponta do algodão deve tocar na fase móvel
7. Quando a fase móvel atingir 3/4th hight, retirar o papel de filtro da fase móvel,
8. Desenhar uma linha com um lápis para indicar a distância percorrida pelo solvente.
9. Secar o papel e pulverizar o agente de ninidrina, secá-lo novamente e calcular o valor Rf para cada amostra.

Conclusão: O valor Rf das amostras de aminoácidos é.............

OBJECTIVO: DETERMINAÇÃO DO VALOR RF DE AMINOÁCIDOS POR CROMATOGRAFIA EM CAMADA FINA

Princípio: A TLC é um tipo de cromatografia plana.

- É utilizada regularmente por investigadores no domínio da fitoquímica, bioquímica, etc., para identificar os componentes de uma mistura de compostos, como alcalóides, fosfolípidos e aminoácidos.
- Trata-se de um método semi-quantitativo que consiste numa análise.
- A cromatografia em camada fina de alto desempenho (HPTLC) é a versão quantitativa mais sofisticada ou mais precisa.

  À semelhança de outros métodos cromatográficos, a cromatografia em camada fina também se baseia no princípio da separação.

1. A separação depende da afinidade relativa dos compostos em relação à fase estacionária e à fase móvel.
2. Os compostos sob a influência da fase móvel (impulsionados pela ação capilar) deslocam-se sobre a superfície da fase estacionária. Durante este movimento, os compostos com maior afinidade com a fase estacionária deslocam-se lentamente, enquanto os outros se deslocam mais rapidamente. Desta forma, consegue-se a separação dos componentes da mistura.
3. Uma vez efectuada a separação, os componentes individuais são visualizados como manchas num nível respetivo de percurso na placa. A sua natureza ou carácter são identificados por meio de técnicas de deteção adequadas.

Para obter uma medida da extensão do movimento de um componente numa experiência de cromatografia em papel, podemos calcular um "valor R_f " para cada componente separado no cromatograma desenvolvido. Um valor R_f é um número que é definido como:

R_f = distância percorrida pelo componente a partir do ponto de aplicação / distância percorrida pelo solvente a partir do ponto de aplicação

Aparelhos: Papel de filtro Whatsmann, copo, tubo capilar, petrídeo

Produtos químicos: Solução de amostra, solução padrão, ácido acético glacial, N-butanol, reagente de ninidrina, água destilada.

Procedimento:

1. Pesar com precisão 1 g de sílica gel-G e 15 ml de água e fazer uma pasta
2. Espalhar uniformemente a pasta preparada numa placa de vidro com uma espessura de 230 mícrones. Secar em estufa de ar quente a 121°C e arrefecer
3. Preparar uma fase móvel utilizando N-Butanol, ácido acético glacial e água numa proporção de 4:!:5.
4. Tapar a solução e mantê-la de lado durante 15 minutos.
5. Aplicar a solução de amostra utilizando um tubo capilar em papel de filtro em cada divisão das placas TLC.
6. Colocar as placas no copo. O fundo deve tocar na fase móvel.
7. Quando a fase móvel atingir $3/4^{th}$ hight, retirar as placas da fase móvel,
8. Secar as placas e pulverizar o agente de ninidrina, secá-las novamente e calcular o valor Rf para cada amostra.

Conclusão: O valor Rf das amostras de aminoácidos é.............

OBJECTIVO: DETERMINAÇÃO DO LIMITE DE SULFATO POR NEFLOTURBIDÍMETRO

Princípio: O princípio da nefelometria e da turbidimetria baseia-se na dispersão ou absorção da luz por partículas sólidas ou coloidais suspensas numa solução. Quando a luz passa através da suspensão, parte da energia radiante incidente é dissipada por absorção, reflexão e reação, enquanto a restante é transmitida.

De facto, a medição da intensidade da luz transmitida é uma função da concentração da fase dispersa, o que constitui a base da análise métrica da turvação.

A nefelometria é um pouco diferente da turbidimetria. Na nefelometria, a luz é passada diretamente através da solução da amostra (partículas em suspensão) e a quantidade de radiação dispersa é medida geralmente a 90°C. A medição da intensidade da luz dispersa em função da concentração da fase dispersa é a base da análise da nefelometria.

É muito importante notar que, na nefelometria, a luz incidente e a luz dispersa têm o mesmo comprimento de onda, ao passo que no fluorímetro (fluorimetria) a luz dispersa tem um comprimento de onda superior ao da luz incidente.

Aparelho: Neflotutridímetro, NTU Tubos.

Produtos químicos: 0,02M $H_2 SO_4$, 10 % p/v $BaCl_2$, HCl ©

Procedimento:

Preparação da solução padrão:

1. Medir 1 ml de uma solução 0,02N $H_2 SO_4$ e introduzi-lo num balão volumétrico de 50 ml, adicionando 25 ml de água destilada.
2. Adicionar 1 ml de HCl © à solução acima e adicionar 3 ml de solução de BaCl a 10 % p/v_2 e completar o volume com água destilada até 50 ml
3. Manter a solução durante 10 minutos.

Preparação da solução de amostra:

1. Medir 1 ml da solução da amostra e colocar num balão volumétrico de 50 ml, adicionar 25 ml de água destilada.
2. Adicionar 1 ml de HCl © à solução acima e adicionar 3 ml de solução de BaCl a 10 % p/v_2 e completar o volume com água destilada até 50 ml
3. Manter a solução durante 10 minutos.

Ligar o instrumento e deixar estabilizar. Encher o tubo de ensaio NTU com branco (água) e ajustar a 0. Substituir o banco com amostra e solução padrão e registar o valor.

O NTU para o cloreto varia de 0-100.

Tabela de observação:

Preparação	**Gama NTU**	**Leitura do contador**	**Total= intervalo NTU X leitura do contador**
Em branco	100		
Padrão	100		
Amostra	100		

Conclusão: A amostra fornecida passa/ Falha no teste de limite.

OBJECTIVO: ENSAIO LIMITE DE CLORETOS POR NEFLOTURBIDÍMETRO

Princípio: O princípio da nefelometria e da turbidimetria baseia-se na dispersão ou absorção da luz por partículas sólidas ou coloidais suspensas numa solução. Quando a luz passa através da suspensão, parte da energia radiante incidente é dissipada por absorção, reflexão e reação, enquanto a restante é transmitida.

De facto, a medição da intensidade da luz transmitida é uma função da concentração da fase dispersa, o que constitui a base da análise métrica das turvações.

A nefelometria é um pouco diferente da turbidimetria. Na nefelometria, a luz é passada diretamente através da solução da amostra (partículas em suspensão) e a quantidade de radiação dispersa é medida geralmente a 90°C. A medição da intensidade da luz dispersa em função da concentração da fase dispersa é a base da análise da nefelometria.

É muito importante notar que, na nefelometria, a luz incidente e a luz dispersa têm o mesmo comprimento de onda, ao passo que no fluorímetro (fluorimetria) a luz dispersa tem um comprimento de onda superior ao da luz incidente.

Aparelho: Neflotutridímetro, NTU Tubos.

Produtos químicos: HCl 0,02M, AgNO $1M_3$, HNO_3 ©

Procedimento:

Preparação da solução padrão:

4. Medir 1 ml de solução de HCl 0,02N e colocar em balão volumétrico de 50 ml, adicionar 25 ml de água destilada.
5. Adicionar 1 ml de HNO_3 © à solução acima referida e adicionar 1 ml de solução de nitrato de prata 0,1N e completar o volume com água destilada até 50 ml
6. Manter a solução durante 5 minutos e também proteger da luz solar.

Preparação da solução de amostra:

1. Medir 1 ml de solução de amostra e colocar num balão volumétrico de 50 ml, adicionar 25 ml de água destilada.
2. Adicionar 1 ml de HNO_3 © à solução acima referida e adicionar 1 ml de solução de nitrato de prata 0,1N e completar o volume com água destilada até 50 ml
3. Manter a solução durante 5 minutos e também proteger da luz solar.

Ligar o instrumento e deixar estabilizar. Encher o tubo de ensaio de NTU com branco (água) e ajustar a 0. Substituir o banco com amostra e solução padrão e registar o valor.

O NTU para o cloreto varia de 100-1000

Tabela de observação:

Preparação	**Gama NTU**	**Leitura do contador**	**Total= intervalo NTU X leitura do contador**
Em branco	1000		
Padrão	1000		
Amostra	1000		

Conclusão: A amostra fornecida passa Falhou o teste de limite.

BIBLIOGRAFIA

1. Indian Pharmacopoeia 1996 - Fourth edition, followed by its addendum 2000, supplement 2000 for Veterinary Products, addendum 2002 and addendum 2005
2. Beckett, A. H. (Arnold Heyworth), and J. B. (John Bedford) Stenlake. *Practical Pharmaceutical Chemistry / [by] A. H. Beckett and J. B. Stenlake*. 2nd ed. London: Athlone P., 1968. Print.
3. Kar, Ashutosh, Pharmaceutical Analysis-1 (PCI) Sem-1, 1 Ed. Published by New Age International, New Delhi, 2020.
4. Arthur Israel Vogel, John Mendham, Vogel's Textbook of Quantitative Chemical Analysis, Prentice Hall, 2000, 6, illustrated, reprint

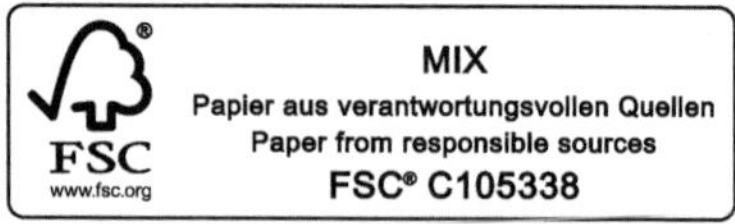

Printed by Books on Demand GmbH, Norderstedt / Germany